全国儿童青少年防控近视系列

# 小学生
# 防控近视手册

国家卫生健康委员会疾病预防控制局　策划
首都医科大学附属北京同仁医院　编著

主　编　王宁利　李仕明

编　者（以姓氏笔画为序）

马丹丹　王宁利　甘嘉禾　田佳鑫

白玮玲　刘欣欣　安文在　李仕明

杨晓慧　康玉婷　康梦田　魏士飞

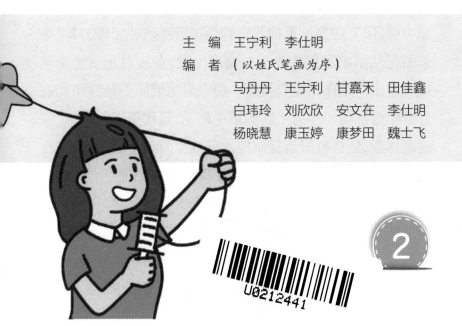

2

人民卫生出版社
·北京·

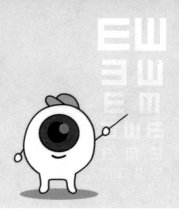

# 前 言

　　我国儿童青少年近视问题一直备受社会广泛关注,近年来呈现高发、低龄化趋势,严重影响孩子们的身心健康。党中央、国务院高度重视儿童青少年近视防控工作,习近平总书记从国家和民族未来的高度出发,多次对儿童青少年视力健康问题作出重要指示。国家卫生健康委始终将儿童青少年近视防控作为工作的重中之重,强化责任担当,扎实履职尽责,坚决打好近视防控攻坚战。两年多以来,通过各方共同努力,儿童青少年近视防控取得积极进展。

　　新冠肺炎疫情发生以来,儿童青少年居家学习生活,户外活动减少、电子产品使用增多、近距离用眼负荷增加等诸多原因,导致儿童青少年近视发生和发展的风险增加,给儿童青少年用眼健康和近视防控工作带来了新的挑战。

　　为贯彻落实习近平总书记关于儿童青少年近视问题的重要指示精神,推进政府、学校、家庭、社会落实近视防控"四方责任",毫不松懈,务实真抓,务求实效,倡导每个儿童青少年成为自己健康的主人,国家卫生健康委疾控局组织策划,委托首都医科大学附属北京同仁医院王宁利教授、李仕明教授等编著了全国儿童青少年防控近视系列图书,包括幼儿园防控近视手册、小学生防控近视手册、初中生防控近视手册和高中生防控近视手册。手册从不同学龄阶段学生特点等情况出发,有针对性地将眼科专业知识转换成科普知识和技能加以传播,指导从事儿童青少年健康工作的人员做好近视防控,进一步推动全社会行动起来,共同呵护好孩子们的眼睛。

国家卫生健康委员会
疾病预防控制局
2020 年 10 月 22 日

# 主 编

　　**王宁利**，教授，主任医师，博士生导师，全国政协委员。现任首都医科大学附属北京同仁医院眼科中心主任，首都医科大学眼科学院院长，全国防盲技术指导组组长，国家眼科诊断与治疗设备工程技术研究中心主任，国际眼科学院院士，亚太眼科学会主席，中国医师协会眼科医师分会会长，中华预防医学会公共卫生眼科学分会主任委员，中国医学科学院学术咨询委员会学部委员，首届国家儿童青少年视力健康管理专家咨询委员会主任委员。

　　从事眼科临床与科研工作 35 年，完成手术约 20 000 例。在致力于青光眼发病机制与临床诊治研究的同时，在儿童青少年眼健康及近视防控方面也做了大量工作。主持国家高技术研究发展计划（863 计划），国家自然科学基金重点、重大国际合作项目，科技部重大、重点项目等多达 16 项，共同主持国家重大防盲工程 3 项。参与并主持撰写国家卫健委组织编写的《近视防治指南》《斜视诊治指南》和《弱视诊治指南》。

**李仕明**，首都医科大学附属北京同仁医院眼科副主任医师，副研究员，副教授，硕士研究生导师；临床流行病学和循证医学联合教研室主任；医学博士，流行病学博士后，美国哈佛大学医学院博士后研究员。擅长各类屈光不正的角膜屈光手术矫正，长期从事儿童近视的防治研究工作，致力于探索儿童近视的危险因素、早期干预和发生机制。组织实施了我国第一个儿童近视队列研究"安阳儿童眼病研究"，对临床常见近视干预措施进行了系统的循证医学评估。

现任中国医师协会循证医学专业委员会循证眼科学组副主任委员，全国防盲技术指导组委员和中国卫生信息与健康医疗大数据学会眼视光专委会委员等。

获得教育部科学技术进步奖一等奖1项（第二完成人），主持国家自然科学基金项目2项，北京市自然科学基金杰出青年科学基金等课题8项，作为学术骨干参与国家863计划、973计划和重大国际合作项目等。发表近视领域学术论文80余篇，第一及通信作者SCI文章32篇，为 *IOVS*、*BJO* 等杂志的审稿人，国家自然科学基金项目评审专家。作为主编之一出版《循证眼科学》。获北京青年五四奖章；入选北京市"高创计划"青年拔尖人才，北京市优秀青年人才，北京市科技新星，大挑战2015青年科学家，中国眼视光英才培育计划"明日之星"；英国 *Ophthalmologist* 杂志评选的"Top 40 Under 40"（"全球40位40岁以下最具影响力的眼科医师"）我国唯一入选者。

# 目 录

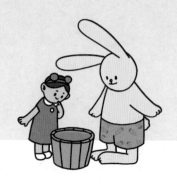

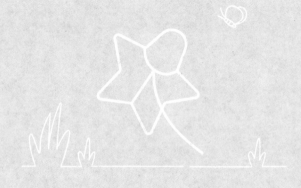

# 01
Question

## 从出生开始,人的眼睛是如何生长发育的?

出生时,人的眼睛尚未发育成熟,仍需要后天不断完善。出生时眼睛处于远视状态,随着生长发育,逐渐由小向大增长,眼屈光度数从远视逐渐趋向于正视(既不远视也不近视的状态),这个过程我们称为"正视化"。

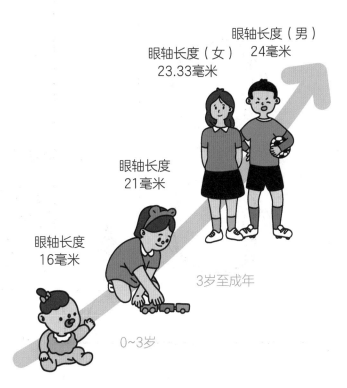

眼轴长度(男)
24毫米

眼轴长度(女)
23.33毫米

眼轴长度
21毫米

眼轴长度
16毫米

3岁至成年

0~3岁

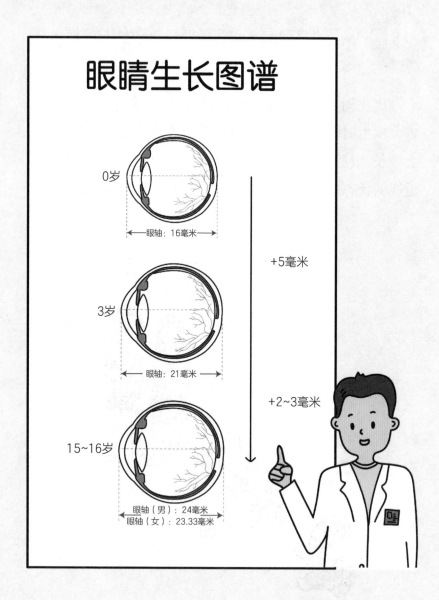

# 眼睛生长图谱

0岁
←—— 眼轴：16毫米 ——→

3岁
←—— 眼轴：21毫米 ——→

+5毫米

15~16岁
←—— 眼轴（男）：24毫米 ——→
眼轴（女）：23.33毫米

+2~3毫米

眼睛的生长发育有两个主要阶段：

**1** 快速发育的婴儿期（从出生至 3 岁）：新生儿眼球的前后长度平均为 16 毫米，出生后第一年生长最快，之后至 3 岁时，眼轴长度（指眼球从前到后的长度）增加约 5 毫米，远视度数明显降低。

**2** 缓慢增长的儿童青少年期（从 3 岁至成年）：正常情况下此期持续约 10 年或更长。在这一时间段，眼轴长度仅增加了 2~3 毫米，屈光状态继续向着正视方向发展[1,2]。15~16 岁时，眼球大小基本如成人：男性为 (24.00 ± 0.52) 毫米，女性为 (23.33 ± 1.15) 毫米，之后增长甚微[3]。

我国开展的"安阳儿童眼病研究"调查发现，不近视孩子 6~15 岁的眼轴长度随着年龄的变化如下图：

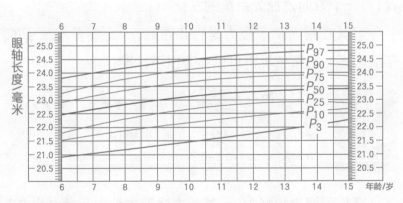

图片中数据来源：LI S M, LIU L R, LI S Y, et al. Design, methodology and baseline data of a school-based cohort study in central China: the Anyang Childhood Eye Study [J]. Ophthalmic epidemiology, 2013, 20 (6): 348-359.

小学时期眼轴长度的增长相对较快,初中时期眼轴长度的增长相对缓慢。如果不考虑眼部其他结构(角膜和晶状体)的影响,眼轴增长过多、过快的直接结果是近视。一般认为,眼轴长度每增加1毫米,眼睛的度数会朝着近视的方向进展200~300度。

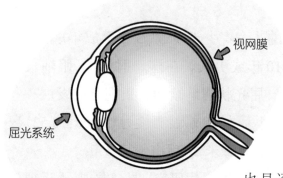

视网膜

屈光系统

人眼的视力也是逐渐提高的,并不是一出生视力就达到5.0(即1.0)。视力的发育主要分两个方面:一个方面是视网膜的发育,另一个方面是屈光系统的发育。

家长在判断孩子视力是否正常时,一定要考虑孩子的年龄因素。正常情况下可以参考以下标准:

| 年龄 | 2~3岁 | 3~4岁 | 4~5岁 | 6岁或以上 |
|------|-------|-------|-------|-----------|
| 视力 | 视力可达0.4左右 | 视力可达0.5~0.7 | 视力可达0.8~1.0 | 视力可达1.0 |

家长可简单记忆为:正常视力标准大约为年龄乘以0.2(在6岁之前)。如果孩子视力低于这个标准,建议到专业眼科医院进行详细检查。

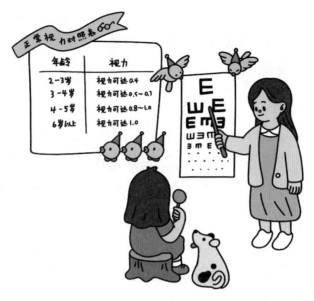

图片中数据来源：赵堪兴，郑日忠. 要特别重视儿童弱视诊断中的年龄因素 [J]. 中华眼科杂志，2007(11): 961-964.

## 参考文献

[1] LARSEN J S. The sagittal growth of the eye. IV. Ultrasonic measurement of the axial length of the eye from birth to puberty [J]. Acta ophthalmol (copenh), 1971, 4 (96): 873-886.

[2] LARSEN J S. The sagittal growth of the eye. 3. Ultrasonic measurement of the posterior segment (axial length of the vitreous) from birth to puberty [J]. Acta ophthalmol (copenh), 1971, 4 (93): 441-453.

[3] CURTIN B J. The myopias: basic science and clinical management [M]. Philadelphia: Harper & Row, 1985: 3-59.

## 什么是眼睛的远视储备,正常的远视储备量是多少?

新生儿眼球较小,眼轴长度并未达到成人水平。此时,新生儿的双眼处于远视状态,这是生理性远视,也称为"远视储备"。而后,随着生长发育,眼睛的远视度数逐渐降低而趋于正视。

随着现代生活方式的改变,儿童青少年近距离用眼时间变长、负荷变重,长此以往导致孩子远视储备的过早消耗,最终导致近视等问题出现。

从前文我们已经知道,远视储备是"对抗"发展为近视的缓冲区,所以为孩子保留合适的远视储备非常重要。我们应该明确,远视储备是指生理性远视的度数,而不是视力检查的结果。

举个简单的例子,如果一个孩子的视力检测为 5.0(即1.0),散瞳验光的结果是 +50 度甚至 +100 度,就是说远视50 度甚至远视 100 度,那么这个孩子离近视就还有一段发展空间。但是如果散瞳验光的结果为 0,说明已经没有远视的余量储备了,再往下发展就是近视了。

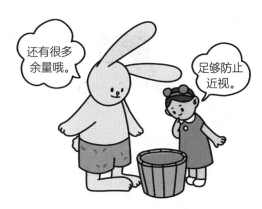

离近视剩余 100 度

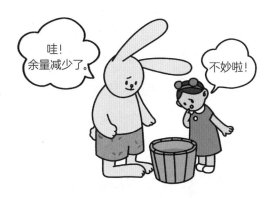

离近视剩余 50 度

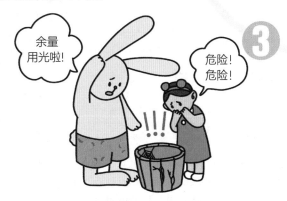

进入近视!

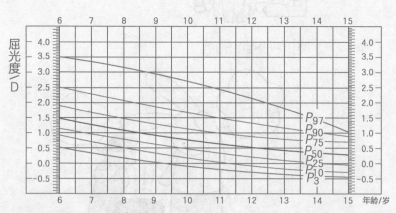

另外，由于远视的存在，幼儿的视力一般还不能达到正常成年人水平，直到学龄前期，视力才基本达到正常成年人视力。因此，学龄前的儿童标准视力与成人有所区别，其标准视力与年龄有关联。

当然，并不是远视储备量越高越好，每个年龄段孩子的远

| 年龄 | 生理屈光度/D |
|---|---|
| 3岁前 | +3.00 |
| 4~5岁 | +1.50~+2.00 |
| 6~7岁 | +1.38 |
| 8岁 | +1.25 |
| 9岁 | +0.88 |
| 10岁 | +0.75 |
| 11岁 | +0.63 |
| 12~15岁 | 0~+0.50 |

图片中数据来源: LI S M, LIU L R, LI S Y, et al. Design, methodology and baseline data of a school-based cohort study in central China: the Anyang Childhood Eye Study [J]. Ophthalmic epidemiology, 2013, 20(6): 348-359.

图片中数据来源: LI S M, LIU L R, LI S Y, et al. Design, methodology and baseline data of a school-based cohort study in central China: the Anyang Childhood Eye Study [J]. Ophthalmic epidemiology, 2013, 20(6): 348-359.

视储备量可以参考前一页年龄与生理屈光度对照表:如 4~5 岁的儿童生理屈光度为 150~200 度远视,则有 150~200 度的远视储备,如果此年龄段儿童的生理屈光度只有 50 度远视,意味着其远视储备消耗过多,有可能较早出现近视。

## 03 如何能够尽早发现孩子的眼睛是否近视?

我们经常会遇到家长带孩子第一次去医院检查眼睛时,发现孩子近视度数已经比较高而后悔莫及。那么,如何能够尽早发现孩子的近视问题呢?

下面介绍一些近视的常见早期症状[1]。

◉ **看远模糊:**孩子反映看不清黑板上的字迹,或常常抱怨屋子里的光线太暗。

◉ **看远处时经常眯眼:**这是因为眯眼时上下眼皮可以遮挡部分瞳孔,形成了"小孔效应",可提高视力。

◉ **写作业眼睛贴得近:**孩子写作业或看东西时眼睛贴得很近;在看远处后低头看近,或看近处物体后抬头看远时,出现短暂的视物不清的现象。

◉ **频繁眨眼:**频繁地眨眼在一定程度上可以缓解视物不清的症状,暂时提高视力。

◉ **经常皱眉:**一些近视的儿童有皱眉的习惯,这是他们试图改善视力的一种方式。

◉ **经常歪着头看物体**：歪着头看物体可以减少散射光线对其视力的影响。孩子经常歪着头看物体,也可能是斜视、眼球震颤等引起。

◉ **看东西时斜视**：部分患近视的孩子常会合并外斜(即当孩子一只眼睛向前看时,另外一只眼睛会不自主地向外侧看)的习惯,家长也应注意。

**参考文献**

[1] 葛坚. 眼科学 [M]. 北京：人民卫生出版社 , 2004.

 **04** Question **小学期间,多长时间做一次视力检查合适?**

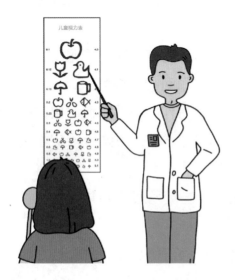

许多孩子由于年龄小,常常不会表达看不清楚东西的感受,家长往往很难发现孩子的视力问题。因此,定期给孩子做视力检查,就成为早期发现儿童近视或其他眼病的最重要和最有效的方法。

小学期间是近视的高

发阶段,家长应当每隔 6~12 个月带孩子到正规医疗机构进行视力检查,同时建议进行散瞳验光和眼轴长度的测量,以全面了解孩子的眼睛情况,做到心中有数,及早预防近视。如果孩子诉说视力下降,应当尽快带孩子到医院就诊。

 **如何判断是真的近视了还是"假性近视"?**

生活中人们所说的"假性近视"是指由于用眼过度,睫状肌痉挛、过度调节导致的远视力下降,确切地讲是一种"调节性近视"。为方便理解,我们接下来的讲解中仍会使用"假性近视"这一名词。

一般来说,如果孩子反映看物体模糊,家长首先想到的就是近视,常见的解决方法就是带孩子去眼镜店检查一下度数,再决定是否需要配眼镜。

事实上,绝大部分孩子都有一定程度的假性近视,即真性近视和假性近视混在一起。去眼镜店检查,在大多数情况下无法做到区分假性近视和真性近视。

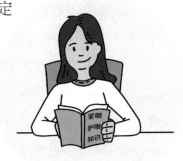

那么如何区分真性近视和假性近视呢?

最有效的方法是去医院进行睫状肌麻痹后的验光,即散瞳验光。通过使用睫状肌麻痹剂(如 1% 阿托品眼膏或凝胶、1% 盐酸环喷托酯滴眼液和复方托吡卡胺滴眼液),比较用药前后的屈光度数,可以判断孩子是真性近视还是假性近视 [1,2]。

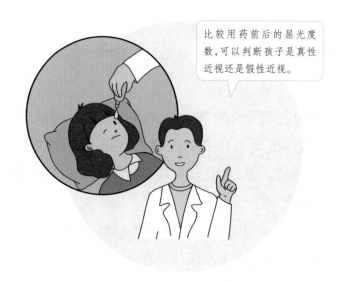

比较用药前后的屈光度数,可以判断孩子是真性近视还是假性近视。

　　如果用药前屈光度数符合近视的判定标准,用药后近视消失,成为正视或远视,则为假性近视;如果用药后近视屈光度数不变或度数降低小于 0.50D(50 度),则为真性近视。还有一种情况介于上述两者之间,即用药后近视屈光度有所降低(降低 50 度或更多),但仍然残留有近视度数,则为混合性近视,即假性近视和真性近视共同存在,这种情况更为普遍 [3,4]。

## 参考文献

[1] FOTEDAR R, ROCHTCHINA E, MORGAN I, et al. Necessity of cycloplegia for assessing refractive error in 12-year-old children: A population-based study [J]. American journal of ophthalmology, 2007, 144 (2): 307-309.

[2] 郭继援，李仕明，李嵩，等. 1%环戊通对近视儿童睫状肌麻痹效果的观察 [J]. 中华眼视光学与视觉科学杂志, 2015, 17 (02): 96-98.

[3] 褚仁远. 眼病学 [M]. 2版. 北京：人民卫生出版社, 2011.

[4] KANG M T, JAN C, LI S, et al. Prevalence and risk factors of pseudomyopia in a Chinese children population: the Anyang Childhood Eye Study [J/OL]. Br J Ophthalmol [2020-08-28]. https://bjo.bmj.com/content/early/2020/08/27/bjophthalmol-2020-316341. DOI: 10.1136/bjophthalmol-2020-316341. Online ahead of print.

# 06
Question

## 散瞳验光对眼睛有危害吗？

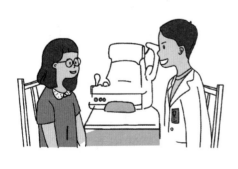

散瞳验光能够使睫状肌充分放松，去除调节痉挛，使得验光结果更可靠、客观，更真实地反映孩子的屈光状态，是国际公认的诊断近视的"金标准"，也称为睫状肌麻痹验光。建议12岁以下，尤其是初次验光，或有远视、斜弱视和较大散

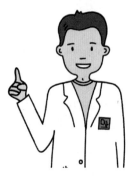

光的儿童一定进行睫状肌麻痹验光。已经确诊为近视需要配镜的儿童，一般也需要散瞳验光[1]。

临床上常用的睫状肌麻痹药物有 1% 阿托品眼膏或凝胶（即"慢散"）、1% 盐酸环喷托酯滴眼液和复方托吡卡胺滴眼液（即"快散"）[2]。

1% 阿托品眼用凝胶的睫状肌麻痹效果最强，持续时间久，适用于 7 岁以下的近视儿童，尤其是远视和斜弱视的患儿。1% 阿托品眼用凝胶的使用方法为 2~3 次 / 日，连用 3 日后停药进行第一次验光。第二次的验光时间为停药后 21~28 天内[2]。

1% 盐酸环喷托酯滴眼液的睫状肌麻痹效果仅次于 1% 阿托品眼用凝胶，且作用时间较短，可考虑作为不能接受 1% 阿托品眼用凝胶时的替代，以及用于 7~12 岁近视儿童的散瞳验光。1% 盐酸环喷托酯滴眼液的使用方法为验光前相隔 20 分钟滴 2 次，1 小时后验光。第二次的验光时间为第三天至 1 周内。

复方托吡卡胺滴眼液持续时间短，作用强度在三者中最弱，适用于 12~40 岁人群，临床上也可用于 7~12 岁近视儿童的散瞳验光。复方托吡卡胺滴眼液的使用方法为验光前相隔 10~20 分钟滴 3 次，30~40 分钟后验光。第二次的验光时间为第二天至 1 周。

需要注意的是,麻痹睫状肌后的验光结果可让医生对眼在调节放松状态下的屈光不正情况有初步了解,但并不一定就可以据此开具最合适的矫正处方,最后的矫正处方一定是在权衡双眼的屈光情况、主觉验光情况、双眼平衡及患者的具体视觉要求后确定。

大多数家长担心的一个问题是:散瞳对孩子的眼睛有伤害吗?

在医生指导下,散瞳很少引起不良反应。家长会发现散瞳后孩子有怕光的现象,这是由于散瞳药物会使瞳孔扩大,进入眼内的光线增多了,对眼睛的刺激增强,所以孩子会出现怕光、流泪等反应。因为散瞳后睫状肌麻痹,会出现视近物不清的现象。出现这种情况时,家长不用过分担心,当药效逐渐消失,瞳孔逐渐恢复,这些症状就会慢慢减轻直

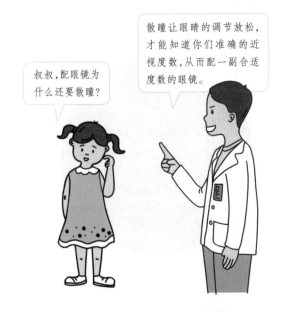

叔叔,配眼镜为什么还要散瞳?

散瞳让眼睛的调节放松,才能知道你们准确的近视度数,从而配一副合适度数的眼镜。

至恢复正常。

散瞳只是眼睛局部用药，所带来的不良反应也是很少的。小部分儿童使用阿托品散瞳后出现脸发热或灼热感、面部潮红、眼部不适、口干、头晕、恶心等症状，此时可通过多喝水来缓解[3]。

滴散瞳药后按压泪囊位置（眼睛内侧与鼻梁交界处）约3分钟，减少药物经鼻泪管流到鼻腔中，减少黏膜的吸收，可有效减少上述症状的出现。快速散瞳药的全身不良反应极其少见，不过有小部分儿童会对散瞳药有过敏反应，比如起皮疹等，停药即可消失。

家长应注意孩子散瞳后的一些事项：孩子散瞳期间由于视近模糊，尽量避免近距离用眼，例如写作业、看书、玩电脑等。散瞳期间瞳孔扩大，应避免强光刺激，尤其避免强烈的太阳光刺激，户外活动时可佩戴太阳镜或遮阳帽。散瞳期间家长要看护好孩子，叮嘱孩子不要追跑打闹，以免摔伤。

**参考文献**

[1] ZHAO J, MAO J, LUO R, et al. Accuracy of noncycloplegic autorefraction in school-age children in China [J]. Optometry and vision science, 2004, 81 (1): 49-55.

[2] 国家卫生健康委员会. 近视防治指南 [S/OL]. (2018-06-05) [2021-01-01]. http://www.nhc.gov.cn/yzygj/s7652/201806/41974899de984947b8faef92a15e9172.shtml.

[3] 叶燕花，曾素华，黄思健，等. 儿童使用阿托品眼膏散瞳验光的健康教育 [J]. 中国实用医药，2012, 07 (28): 228-229.

# 07 如何看懂电脑验光单和配镜处方单？

很多家长拿到孩子的电脑验光单和配镜处方单时，看着上面的术语、数字就会一头雾水。学会看懂这两种单据，就能更好地了解孩子的眼睛状况。下面将作简要解读：

**①** 电脑验光单解读

"R"代表右眼

"L"代表左眼

"S"代表近视或远视度数

"C"代表散光度数

"A"代表散光轴位

"PD"代表瞳距

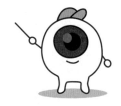

近视或远视度数、散光度数和散光轴位一般会连续测量3次，出现3行数据，紧接着，第4行数据为前3次测量数据的平均值（如图中橙框所示）。其中，"S"下面对应的数值前如果是"−"则表示近视，"+"则表示远视。比如此验光单中，"S"下面对应的数值是 −2.75，表示近视度数275度，"C"下面对应的数值是 −1.00，表示近视散光100度，"A"下面对应的数值是174，表示散光轴位在174度位置。

● 电脑验光单

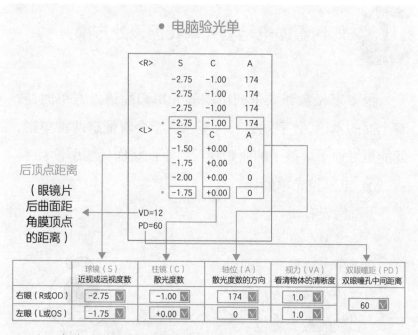

| | 球镜（S）<br>近视或远视度数 | 柱镜（C）<br>散光度数 | 轴位（A）<br>散光度数的方向 | 视力（VA）<br>看清物体的清晰度 | 双眼瞳距（PD）<br>双眼瞳孔中间距离 |
|---|---|---|---|---|---|
| 右眼（R或OD） | -2.75 ▽ | -1.00 ▽ | 174 ▽ | 1.0 ▽ | |
| 左眼（L或OS） | -1.75 ▽ | +0.00 ▽ | 0 ▽ | 1.0 ▽ | 60 ▽ |

备注:电脑验光单只能作为参考依据,不能作为最终验配数据

### ② 配镜处方解读

#### 处方一:

| 瞳距:60 毫米 | 球镜（S） | 柱镜（C） | 轴位（A） | 视力（V） |
|---|---|---|---|---|
| 右眼 | -2.25 | -0.75 | 178 | 5.0（1.0） |
| 左眼 | -2.00 | -1.00 | 15 | 4.9（0.8） |

在上表中,右眼镜片为:近视 225 度,合并近视散光 75 度,散光轴位是 178 度,戴眼镜后的矫正视力是 5.0（1.0）;左

眼镜片为:近视 200 度,合并近视散光 100 度,散光轴位是
15 度,戴眼镜后的矫正视力是 4.9(0.8)。

### 处方二:

| 瞳距:58 毫米 | 球镜(S) | 柱镜(C) | 轴位(A) | 视力(V) |
| --- | --- | --- | --- | --- |
| 右眼 | +3.25 | +1.50 | 95 | 4.6(0.4) |
| 左眼 | +2.50 | +1.00 | 85 | 4.9(0.8) |

在上表中,右眼镜片为:右眼远视 325 度,合并远视散
光 150 度,散光轴位 95 度,戴眼镜后的矫正视力是 4.6(0.4);
左眼镜片为:左眼远视 250 度,合并远视散光 100 度,散光轴
位 85 度,戴眼镜后的矫正视力是 4.9(0.8)。

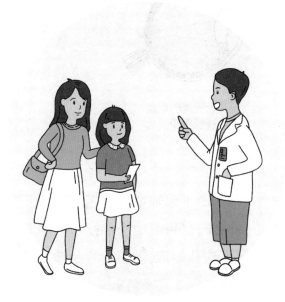

**一旦确诊为真性近视,还能不能恢复?**

一听到孩子近视了,很多家长会非常着急,看到市场上涌现出的五花八门可以治疗近视的产品,便"乱投医",甚至求助偏方。但从近视的原理来说,如果您的孩子已经确诊了近视,那么在目前医疗技术条件下,近视是不可逆的!大多数孩子为轴性近视,即以眼轴增长为特点的近视,就像孩子的身高不会变矮一样,眼轴变长了也不会再缩短。

| 正视眼 | 近视眼 |
|---|---|

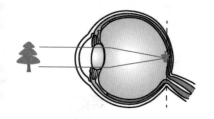

平行光线的焦点
在视网膜上

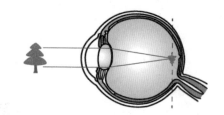

平行光线的焦点
在视网膜前

因此,由于眼轴增长引起的轴性近视一旦发生,眼轴长度不会减少,在目前的医疗技术条件下,近视不能治愈。家长了解了这些知识,就不会盲目地相信各种"治愈近视"的虚假宣传。

如果孩子是调节性近视(即假性近视),是可以恢复的。我们可以简单了解一下假性近视的原理,就会明白为什么假性近视可以恢复。

我们的眼睛通过眼睛里面的小镜头(晶状体)变薄或变厚调节折光能力的大小,达到看远或看近都很清楚的目的。看远的时候,睫状肌是放松的,此时晶状体相对较薄(折光力小);看近处的时候,睫状肌是紧张的,它会把晶状体变凸(折光力增大)。我们的睫状肌就像弹簧,长时间近距离用眼使睫状肌持续处于收缩痉挛和高度紧张的状态,这时候弹簧的弹性就会变差,持续处在看近的收缩状态,该看远的时候也无法放松,就使得眼睛出现了看远不清楚、看近清楚的假性近视。这时,通过药物或用眼行为的改变,缓解睫状肌的持续紧张状态,使睫状肌得到放松,相应地,假性近视也会得到缓解。

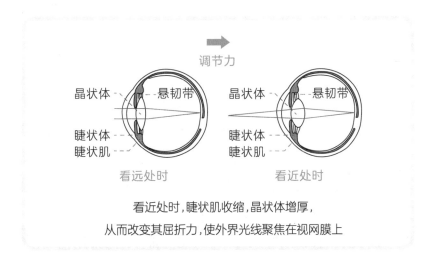

调节力

晶状体 —— 悬韧带

睫状体
睫状肌

看远处时

晶状体 —— 悬韧带

睫状体
睫状肌

看近处时

看近处时,睫状肌收缩,晶状体增厚,
从而改变其屈折力,使外界光线聚焦在视网膜上

需要注意的是,我们不能把缓解睫状肌痉挛而降低假性近视度数,等同于真性近视可以治疗、度数可以恢复。

已确诊为真性近视的儿童青少年中,近视除小部分是由于屈光间质的曲率造成的,大多数是眼轴变长造成的[1]。虽然在目前医疗技术条件下真性近视无法治愈,但是近视是可防、可控的。我们通过努力能够延缓近视度数的继续进展和眼轴长度的继续增长,降低发展成为高度近视的可能,避免带来视觉损害。

**参考文献**

[1] MORGAN I G, FRENCH A N, ASHBY R S, et al. The epidemics of myopia: Aetiology and prevention [J]. Progress in retinal and eye research, 2018, 62: 134-149.

## 09 父母近视会遗传给孩子吗?

很多近视的家长担心自己的近视会遗传给下一代。近视会受到遗传因素的影响[1,2],不同类型的近视,遗传概率不同:单纯性近视一般是由于后天过早、过多近距离用眼或不良的用眼习惯造成,这种近视的遗传概率较小,而病理性近视遗传的风险则相对较大。

研究表明,在同等条件下,与父母都不近视的孩子相比

较：父母单方近视的孩子，发
生近视的概率高出 2.1 倍；父
母双方都近视的孩子，发生近
视的概率就增长到了 4.9 倍[2]。

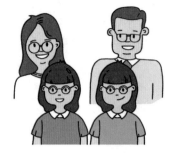

还有调查发现[3]：父母均不
近视的孩子，7 岁时有 7.3% 发生了近
视；父母单方近视的孩子，7 岁时有 26.2% 发
生了近视；父母均近视的孩子，7 岁时有 45.0% 发生了近视。

近视受遗传因素和环境因素的共同影响，父母双方均
不近视，在后天用眼负荷过重的情况下，孩子也可能会发生
近视。

父母近视的孩子之所以更容易发生近视，除遗传的原
因之外，还与近视的父母更有可能给孩子制造出容易近视
的环境有关。比如，近视的父母可能更喜欢读书学习，因
此让孩子读书学习的时间也可能较长；近视的父母对户外
活动的兴趣可能相对较小，因此把孩子带到户外玩耍的机
会也相对较少。这些问题，都是近视的父母需要额外注
意的。

**参考文献**

[1] WU P C, HUANG H M, YU H J, et al. Epidemiology of myopia [J]. The Asia-Pacific journal of ophthalmology, 2016, 5(2): 386-393.

[2] JONES L A, SINNOTT L T, MUTTI D O, et al. Parental history of myopia, sports and outdoor activities, and future myopia [J]. Investigative opthalmology & visual science, 2007, 48(8): 3524-3532.

[3] YAP M, WU M, LIU Z M, et al. Role of heredity in the genesis of myopia [J]. Ophthalmic Physiol Opt, 1993, 13(3): 316-319.

## 医生说病理性近视可以致盲，是真的吗？

通常人们认为，只要戴上眼镜就能解决近视，高度近视也只是近视度数比较高而已，不会把它与疾病联系在一起，更不会想到病理性近视患者可能会因为严重的眼底并发症而成为盲人。

病理性近视的特点为：眼轴进行性延长，近视度数逐年增高，眼球后段扩张，伴有视网膜、脉络膜变化，从而引起视功能障碍。

因为伴有各种并发症，严重影响视功能，故称病理性近视。病理性近视眼底损害的发病机制大部分与眼轴增长有关[1,2]，临床表现也多种多样。

◉ **豹纹状眼底：**由于视网膜变薄，眼底略呈暗灰色，橘红色大血管层血管暴露，使眼底呈豹皮样。

◉ **玻璃体液化混浊：**出现眼前黑影、闪光感等症状。

◉ **后巩膜葡萄肿：**眼球后段巩膜过度延伸，后极部可发生局限性扩张，形成后巩膜葡萄肿。

◉ **周边视网膜病变：**周边部视网膜囊样变性及格子样变性。

◉ **黄斑病变**：黄斑是眼底最重要的一个解剖部位。眼轴过度增长可能导致黄斑区脉络膜出血；黄斑萎缩后呈现漆裂纹样损害；黄斑裂孔也是较为常见的病变。

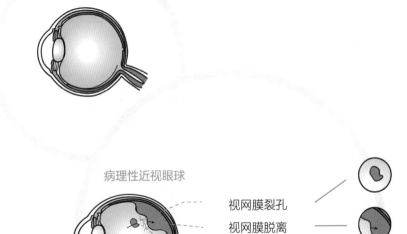

正常眼球

病理性近视眼球

视网膜裂孔

视网膜脱离

视网膜新生血管

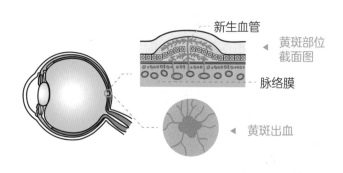

新生血管

黄斑部位
截面图

脉络膜

黄斑出血

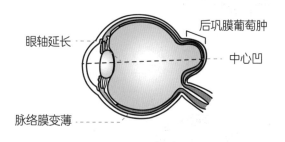

眼轴延长

后巩膜葡萄肿

中心凹

脉络膜变薄

　　患有病理性近视的人，即使配戴眼镜矫正，视力也很难达到正常标准。如果出现了病理性近视的并发症，如黄斑出血、视网膜脱离等，可导致视力突然下降，严重者甚至失明。

　　病理性近视的眼底病变目前仍属于疑难病症，治疗较为棘手。

因此,预防近视的发生和发展,避免近视度数的过高、过快增长尤为重要。高危患者应注意坚持定期检查,配合医生进行积极治疗。

**参考文献**

[1] LIN C X, LI S M, OHNO-MATSUI K, et al. Five-year incidence and progression of myopic maculopathy in a rural Chinese adult population: The Handan Eye Study [J]. Ophthalmic & physiological optics, 2018, 38 (3): 337-345.

[2] SAW S M, GASZARD G, SHIH-YEN E C, et al. Myopia and associated pathological complications [J]. Ophthalmic & physiological optics, 2005, 25 (5): 381-391.

 **11** Question 近视度数低,可以不戴眼镜吗?

一些家长认为孩子是低度近视,视力不算太差,戴上眼镜后再摘下眼镜发现视力反而变差了,干脆让孩子不戴眼镜。由于这些观念的影响,有一些近视的孩子没有戴眼镜。

近视的孩子如果长期不戴眼镜,视网膜一直都成模糊像,大脑中枢会通过一定的补偿机制(例如:动眼调节、眯眼、歪头等)来改善这种模糊的像从而提高视力,长时间下来会导致视疲劳,可能造成近视度数增长。

因此,及时配戴合适度数的眼镜可以帮助孩子清晰地看东西,缓解视疲劳。如果近视的孩子不能清晰地看世界,可能会错失学习、生活中一些重要的细节。对于孩子来说，可能会造成长期的不良影响。

还有一种情况家长需要注意：如果孩子两只眼睛近视度数差别大，一只眼睛度数低，另一只眼睛度数高，而双眼一起看可以看清时，则一些家长会觉得孩子不必戴眼镜，但是，实际并非如此！两眼度数差距大，长时间可能会影响大脑的双眼融像功能，抑制视力不好的眼睛看东西，影响双眼的立体视觉，从而使视力不好眼变成弱视。

一般来说，对于近视的孩子，如果近视度数不超过100度，看远时不受影响，可以暂缓配戴眼镜，定期复查；如果近视度数已超过100度，导致远视力明显下降、学习生活受影响时，应当配戴眼镜，度数可稍低一些，主要为看远时配戴，看近时可以少戴或不戴。

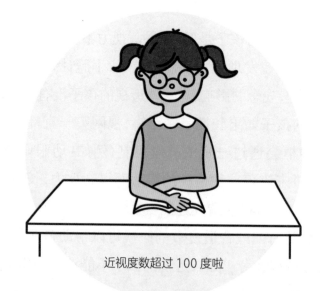

近视度数超过100度啦

## 12 Question 戴眼镜会不会让近视度数越来越深，眼镜再也摘不下来？

发现孩子近视后，一些家长会抵触孩子戴眼镜。一是认为影响外观，二是误认为戴眼镜会让近视度数加深得更快，孩子再也摘不下来眼镜了。这种想法究竟可不可取呢？

首先需要明确，近视度数的加深与环境因素及遗传因素密切相关[1]。度数合适且质量合格的眼镜一般不会使近视度数加深。如果孩子近视而不进行矫正，孩子看东西费劲，便会采取眯眼、歪头等行为努力让自己看得清楚些，久而久之，眼睛过于疲劳，可能加速近视发展。

目前，发生近视后配戴眼镜依然是简单、可靠的方法。配戴一副合适的眼镜对于提高近视孩子的远视力，恢复双眼的正常功能，防止斜视、弱视等具有重要的意义[2]。

当然，配戴度数不合适或质量不合格的眼镜可能会造成近视加速发展。规范的医学验光配镜有助于获得度数合适且质量合格的眼镜，避免上述情况的发生。

对于配戴眼镜后近视度数仍然加深较快的孩子，可以考虑采用其他方法来加强控制近视进展，如角膜塑形镜、低浓度阿托品滴眼液等，应在医生的指导下酌情采用。

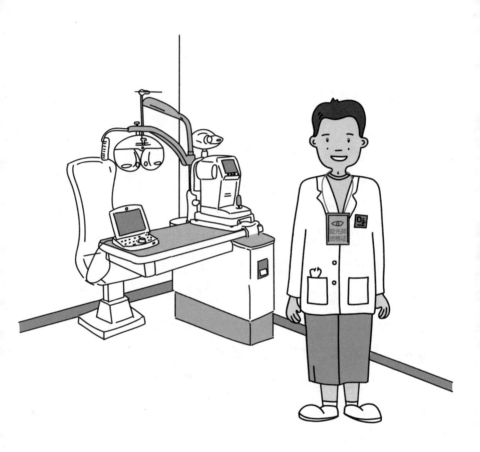

参考文献

[1] PAN C W, RAMAMURTHY D, SAW S M. Worldwide prevalence and risk factors for myopia [J]. Ophthalmic & physiological optics, 2011, 32(1): 3-16.

[2] 鲁碧峰，丁红霞. 近视患者 80 例医学验光分析 [J]. 中国实用眼科杂志，2009, 27(5): 500-502.

**13** 如果真的发生近视了，有哪些方法
**Question** 可以延缓近视的进展呢？

如果真的发生近视了，选择合适的矫正和防控技术对于延缓近视进展非常重要，下面为大家介绍一些目前公认的有效方法[1]。

⊙ **框架眼镜**：框架眼镜是最简单、安全的矫正措施，对于近视的儿童来说，应至少每半年到 1 年进行一次复查，及时调整眼镜度数。单焦镜为临床常见框架眼镜类型，对于调节存在问题的患者还有双焦镜、三焦镜和渐进镜等。双焦镜上半部分适合看远，下半部分焦点距离为阅读距离，用于看近。渐进镜可增加视物远近范围，对儿童青少年近视度数的进展可能有一定的延缓作用[2-4]。

⊙ **角膜塑形镜（OK 镜）**：是一种可逆性非手术的物理矫形方法。研究发现，长期配戴角膜塑形镜可有效延缓儿童青少年眼轴的延长。需要注意的是：角膜塑形镜的验配应该到有资质的专业医疗机构，儿童青少年需要在家长监护下使用，并定期随访。

⊙ **低浓度阿托品**：国内外研究均证实阿托品对延缓近视进展有一定的效果。使用阿托品可能产生视近模糊、瞳孔散大、畏光、过敏等反应，0.01% 低浓度阿托品的反应相对轻且少，在儿童近视发展较快的时期，可考虑应用低浓度

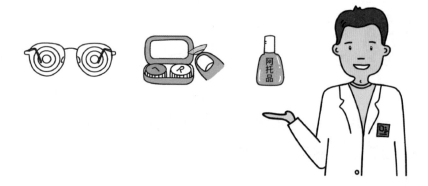

阿托品。

除依靠矫正和防控措施以外，从影响近视发生、发展的环境因素出发，减少孩子近距离用眼负担、增加户外活动等措施也非常重要。

**参考文献**

[1] HUANG J, WEN D, WANG Q, et al. Efficacy comparison of 16 interventions for myopia control in children [J]. Ophthalmology, 2016, 123 (4): 697-708.

[2] 朱剑锋, 许迅, 黄玲雄, 等. 渐进多焦点眼镜对青少年近视作用的研究 [J]. 眼科新进展, 2005, 25 (3): 264-265.

[3] 李仕明, 武珊珊, 詹思延, 等. 双光镜延缓近视学龄儿童近视进展的 Meta 分析 [J]. 中华实验眼科杂志, 2011, 29 (6): 549-554.

[4] 刘洛如, 李仕明, 李偲圆, 等. 渐进镜和单焦点眼镜延缓学龄儿童近视的 Meta 分析 [J]. 中华眼视光和视觉科学杂志, 2011, 13 (5): 39-43.

## 14 Question 户外活动真的可以防控近视吗？

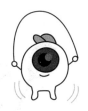

答案是肯定的。越来越多的科学研究表明，每天 2 小时的户外活动可以有效预防近视的发生和发展，是目前最经济、有效的近视防控措施。与户外活动相比，室内活动并不能明显起到预防儿童近视的效果[1]。因此，家长应该主动带孩子去户外活动，"目"浴阳光。

如何保证每天足够的户外活动时长呢？

在一项纳入 571 名 7~11 岁学生的研究中，研究者对一组学生施行干预，在课间关掉教室灯光，清空教室，鼓励学生到户外活动；另外一组作为对照，不进行任何干涉。经过 1 年的追踪调查，结果显示，清空教室组的孩子和不进行任何干涉组的孩子相比，近视发病率分别为 8.41％和 17.65％，可见课间户外活动对预防近视的发生有明显作用[2]。

因而学校应当鼓励孩子在课间时间走出教室，在户外进行运动，放松紧张的眼睛。体育课、活动课等应当尽量在光线充足的户外环境中进行。

户外活动是非常有效又经济的近视防控方法，关键在于家长和学校给儿童安排足够的户外活动机会，才能达到预防近视发生、发展的效果[3]。

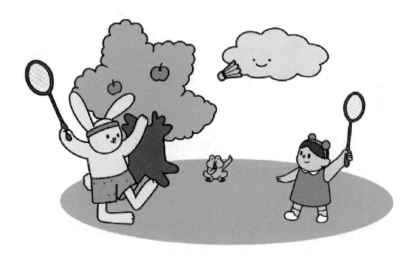

**参考文献**

[1] GUGGENHEIM J A, NORTHSTONE K, MCMAHON G, et al. Time outdoors and physical activity as predictors of incident myopia in childhood: A prospective cohort study [J]. Investigative Opthalmology & Visual Science, 2012, 53 (6): 2856-2865.

[2] WU P C, TSAI C L, WU H L, et al. Outdoor activity during class recess reduces myopia onset and progression in school children [J]. Ophthalmology, 2013, 120 (5): 1080-1085.

[3] LI S M, LI H, LI S Y, et al. Time outdoors and myopia progression over 2 years in Chinese children: the Anyang Childhood Eye Study [J]. Investigative ophthalmology & visual science, 2015, 56 (8): 4734-4740.

**15** Question 在学校每天做眼保健操,为什么那么多的孩子还是近视了?

"为革命保护视力,预防近视,眼保健操现在开始……"这套伴随着舒缓音乐的眼保健操,连同喊节拍的清脆童音,自从 20 世纪 60 年代在北京诞生后,便很快在全国中小学校得到普及和推广。然而,进入 21 世纪后,面对中小学生近视率的不断攀升,有人说眼保健操"没用"。眼保健操到底有没有作用呢?

从中医理论的角度来讲,眼保健操可以刺激眼睛周围穴位,调节眼部周围经络气血,并可以改善脏腑器官之间的协调关系。眼保健操体现了中医治未病思想:一是在孩子的眼睛未患近视时,就采取预防保护措施;二是一些已患近

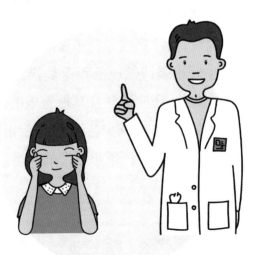

视的孩子也可通过做眼保健操缓解眼疲劳,从而减缓其近视的发展进程。

多项研究证实眼保健操确实有效。有研究采用随机对照试验的方法,设立规范眼保健操组、假穴位组和闭眼组,发现单独一次规范的眼保健操即可显著降低青少年的调节滞后[1],而调节滞后被认为在青少年近视的发生、发展中具有重要作用。

另一项研究通过长期的观察发现,长期坚持做规范眼保健操的儿童,其近视进展慢于做不规范眼保健操或不做眼保健操的儿童[2]。

因此,眼保健操对于防控近视进展是有效的,但孩子们日常做眼保健操的时间太短,而且绝大部分孩子很难找准穴位和把握好力度,导致眼保健操的效果较弱。单纯靠眼保健操这一项措施,难以缓解长时间持续看书、使用电子产品等所导致的过度用眼负荷。

因此,要注意指导孩子做规范手法的眼保健操,引导孩子从小开始坚持做规范眼保健操,适当增加做眼保健操的次数。此外,还应该联合其他有效的近视防控措施,如提倡的"一减一增",即减少持续近距离用眼的时间、增加户外活动时间等,共同发挥预防近视的作用。

**参考文献**

[1] LI S M, KANG M T, PENG X X, et al. Efficacy of Chinese eye exercises on reducing accommodative lag in school-aged children: a randomized controlled

trial [J]. PLoS One, 2015, 10（3）: e0117552.

[2] KANG M T, LI S M, PENG X X, et al. Chinese eye exercises and myopia development in school age children: A nested case-control study [J]. International journal of scientific reports, 2016, 6: 28531.

## 16 Question 长时间近距离用眼后, 眼睛疲劳该怎么办?

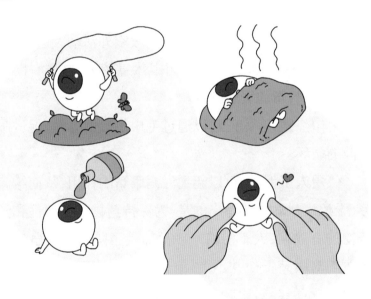

　　上学期间孩子学习负担重, 看书、写作业时间长, 眼睛很容易疲劳。这种情况如果长期不改善, 会影响视力, 最终很可能发生近视或使近视度数加深。因此, 家长听到孩子抱怨眼疲劳时, 应及时关注。

眼睛疲劳可以通过以下方法来缓解：

近距离用眼学习间隙，注意双眼间断性休息：一般建议 30~40 分钟近距离用眼后应休息 5~10 分钟，比如看看窗外远处的风景或到户外走一走，有助于放松睫状肌的紧张。

按摩眼部：做眼保健操对于缓解眼疲劳有帮助。研究表明，做眼保健操能够有效减少调节滞后量，改善主观视疲劳感受[1]。

课间休息：课间应鼓励孩子到教室外活动，或在教室内远眺，同时多多眨眼，或者是闭眼休息片刻，这样有助于泪液滋润眼睛，帮助缓解疲劳。

毛巾热敷：在家时可以通过毛巾热敷的办法，促进眼部血液的循环。

使用人工泪液：可以起到滋润眼睛的作用，从而缓解疲劳、干涩症状。需要指出的是，为保持药物的无菌性和延长药物的有效期，人工泪液一般都加入了防腐剂。虽然微量防腐剂对眼睛损伤并不大，但长期过度使用含有防腐剂的滴眼液，可能会对眼睛产生伤害，因此，推荐使用不含防腐剂的人工泪液。

另外，家长也应多多关注孩子的用眼卫生，一定嘱咐孩子不要揉眼睛，以免造成细菌感染。

**参考文献**

[1] LI S M, KANG M T, PENG X X, et al. Efficacy of Chinese eye exercises on reducing accommodative lag in school-aged children: a randomized controlled trial [J]. PLoS One, 2015, 10(3): e0117552.

 **家长应该从哪些方面着手保护孩子视力？**

家庭是孩子成长的地方，家长是孩子的第一任老师。孩子要养成良好的用眼习惯，家庭起着至关重要的作用。

家长具体可以从以下方面着手[1]：

❶ 了解科学用眼、护眼知识。以身作则，带动和帮助孩子养成良好的用眼习惯，尽可能为孩子提供良好的居家视觉环境。

❷ 正确认识户外活动的重要性。让孩子到户外阳光下度过更多时间，建议每天达到 2 小时的户外活动，从而预防和延缓近视进展[2]。

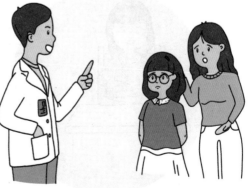

③ 控制电子产品的使用。家长陪伴孩子时,应尽量减少使用电子产品,有意识地控制孩子特别是学龄前儿童使用电子产品的时间。非学习目的的电子产品使用单次不宜超过 15 分钟,每天累计不宜超过 1 小时。使用电子产品学习 30~40 分钟后,应休息远眺放松 10 分钟。年龄越小,连续使用电子产品的时间应越短。

④ 减轻孩子课外学习负担。配合学校减轻孩子负担,不要盲目参加课外培训。引导孩子不在走路时、吃饭时、卧床时、晃动的车厢内、光线暗弱或阳光直射等情况下看书或使用电子产品。监督并随时纠正孩子不良的读写姿势,应保持"一尺、一拳、一寸",读、写连续用眼时间不宜超过 40 分钟[3]。

⑤ 保障孩子的睡眠时间。确保小学生每天睡眠 10 个小时。让孩子多吃鱼类、水果、绿色蔬菜等有益于视力健康

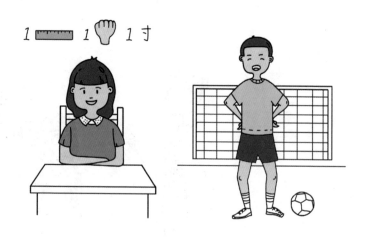

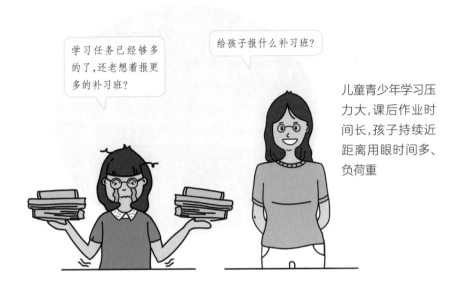

的食物。

⑥ 做到早发现早干预。发现孩子出现眯眼看东西、上课看不清楚黑板等迹象时,及时带其到眼科医疗机构检查。遵从医生的建议进行科学的干预和近视矫正,在正规医疗机构的眼科进行验光,避免不正确的矫正方法导致近视程度加重。

**参考文献**

[1] 教育部, 国家卫生健康委员会, 国家体育总局, 等. 教育部、国家卫生健康委等八部门关于印发《综合防控儿童青少年近视实施方案》的通知 [EB/OL]. (2018-08-31)[2021-01-01]. http://www.nhc.gov.cn/jkj/s7934td/201808/9c15cbb15d674fe7a115773a822d3300.shtml.

[2] HE M, XIANG F, ZENG Y, et al. Effect of time spent outdoors at school on the development of myopia among children in China: A randomized clinical

trial [J]. JAMA, 2015, 314(11): 1142-1148.

[3] LI S M, LI S Y, KANG M T, et al. Near work related parameters and myopia in Chinese children: the Anyang Childhood Eye Study [J]. PLoS One, 2015, 10(8): e0134514.

## 生活中，小学生自己应该注意哪些问题来保护视力？

小学生应该从小就培养爱眼、护眼的意识，自觉养成良好的用眼习惯，而不能时时刻刻靠家长和老师的提醒和监督。

小学生应该强化健康意识，要认识到"每个人都是自身健康的第一责任人"。要知道自己的健康自己负责，从小学习科学的用眼知识，保护好自己的眼睛。了解眼睛的工作原理，知道什么是近视、近视是怎么发生的，进而主动关注自己眼睛的健康状况。

不要模仿不好的用眼习惯。读写姿势不良、长时间近距离用眼、过度使用电子产品等问题，在小学生中比较常见，要注意避免。同学之间比一比谁的眼睛视力好，比一比谁的体育好，而不是比谁的电子游戏打得好。用自身行动影响身边的小伙伴，能起到很好的作用，比如主动向同学和家长宣传、相互交流护眼知识，督促每个人养成健康、科学的用眼习惯。

自己关注视力状况。可以交替遮盖眼睛自查视力,如果发现单眼或双眼视力有明显变化,应及时告知家长和老师,尽早到眼科医院检查。配戴眼镜后,要学会自己及时清洁镜片,眼镜片没有及时清洁的话,也会影响视觉质量。当戴眼镜不能看清楚远处时,也应及时告知家长,及时到医院就诊。

要遵守近视防控的各项要求,认真规范地做眼保健操,保持正确读写姿势,积极参加体育锻炼和户外活动,养成良好的生活方式,不熬夜、不挑食、少吃糖,自觉减少电子产品的使用[1,2]。

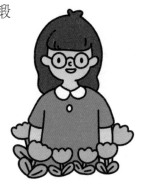

孩子是祖国的未来,预防近视,一定要从小做起。小学生要从小强化健康意识,学习科学的用眼知识,养成良好的用眼习惯。

**参考文献**

[1] PARSSINEN O, KAUPPINEN M. Associations of reading posture, gaze angle and reading distance with myopia and myopic progression [J]. Acta ophthalmologica, 2016, 94(8): 775-779.

[2] LI S M, LI S Y, KANG M T, et al. Near work related parameters and myopia in Chinese children: the Anyang Childhood Eye Study [J]. PLoS One, 2015, 10(8): e0134514.

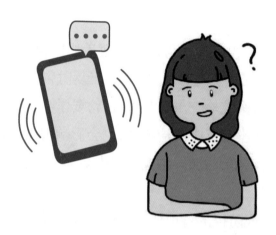

## 19 Question 为什么不鼓励儿童过早使用电子产品?

近年来,儿童近视的患病率在我国逐年增加,而且发生近视的儿童的年龄越来越小,有的甚至在小学之前就出现了近视。很多小学生第一次来医院检查时,近视度数就已经很高了。

电子设备的过早、过量使用是儿童近视发生过早的原因之一。如今,人们的生活方式发生了很大改变,有些家长为了防止孩子哭闹,经常把手机等电子产品给孩子看,导致手机成了孩子的必备玩具——孩子每天非要看手机,不给看就哭闹,但长时间接触这类设备会对孩子的视力造成伤害。

在法国,有"3、6、9、12"规则:3 岁前,孩子不能使用电子产品;6 岁之前,不能使用电子游戏机;9 岁前,对孩子使用电子产品的时间严格控制;12 岁之前,尽量不让孩子单独浏览网页。

此外,很多家长还关心孩子什么时候可以开始看电视。参考美国儿科学会的意见,2 岁以下的孩子建议完全不看,应当尽量避免孩子接触电视。3~5 岁是孩子专注力养成的关键期,而电视运用特技效果,以视觉、听觉的冲击来吸引孩子注意力;一旦电视关掉,让孩子看书,孩子很难聚精会神。这是因为书本的画面不会动,也不会发出声响,在视觉和听觉上的诱惑不够大,所以看电视会让孩子的专注力不知不觉地变差。整体而言,在 3~5 岁阶段,建议孩子每天看电视不超过 1 小时,每 15 分钟休息一下。而且,不能让孩子以为每天都可以看电视,家长一定要帮孩子选择节目,而且要陪看。

现在,3D 电影已经很普及,很多家长关心孩子到底可不可以看 3D 电影,多大才可以看 3D 电影。美国视光学协会给出的答案是 3 岁以上。因为 3 岁时,双眼立体视觉已经发育完善,孩子们就可以欣赏 3D 影像了,普通电影可以参考儿童看电视的年龄(2 岁以上)。

## 20 Question 睡眠对近视有什么影响?

2019 年 4 月 29 日,国家卫生健康委员会举办新闻发布会,介绍 2018 年儿童青少年近视调查结果。发布会指出:监测发现,我国 73% 的学生每天睡眠时间不达标。睡眠时间对近视的影响具体如何呢?

有研究通过调查 7~18 岁中小学生发现,在每天体育锻炼少、睡眠时间少和家庭作业时间长的学生中,疑似近视者更多[1]。韩国对 12~19 岁青少年的调查发现,在睡眠时间超过 9 个小时的青少年中,近视的患病率明显低于睡眠时间少于 5 个小时的青少年[2]。

另外,有研究发现睡眠质量也与近视有很大的联系,通过问卷调查评定中学生最近 1 个月的睡眠质量发现,近视组学生的睡眠质量明显差于非近视组。正常的昼夜节律对人类的眼睛发育有着重要作用,睡眠紊乱可能会干扰或中断控制眼球正视化生长过程的调节机制,从而导致屈光不正[3,4]。

《综合防控儿童青少年近视实施方案》指出:要保障孩子的睡眠时间,小学生的睡眠时间要求为每天 10 个小时。

家长需要注意的是:睡眠不足不仅可能与近视的发病有关,可能还与其他问题有关。由于孩子正处于生长发育

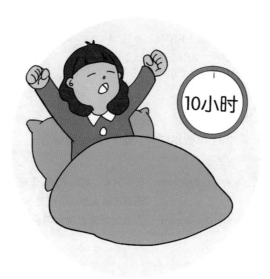

的重要时期,孩子睡眠不足还可能会影响生长激素的分泌,从而影响生长发育及身体的各项功能状态,导致乏力、嗜睡、抵抗力下降等。

**参考文献**

[1] 许韶君,张辉,王博,等.体育锻炼、睡眠和家庭作业时间与中小学生疑似近视的关系 [J].中华流行病学杂志,2016,37(2):183-186.

[2] JEE D, MORGAN I G, KIM E C. Inverse relationship between sleep duration and myopia [J]. Acta ophthalmologica, 2016, 94(3): e204-e210.

[3] ZHOU Z, MORGAN I G, CHEN Q, et al. Disordered sleep and myopia risk among Chinese children [J]. PLoS One, 2015, 10(3): e0121796.

[4] Wei S F, Li S M, Liu L, et al. Sleep duration, bedtime, and myopia progression in a 4-year follow-up of Chinese children: the Anyang childhood eye study [J]. Investigative ophthalmology, Visual science, 61(3): 37.

**图书在版编目（CIP）数据**

小学生防控近视手册 / 王宁利，李仕明主编 . —北京：人民卫生出版社，2021.2（2025.2重印）
ISBN 978-7-117-31250-9

Ⅰ.①小… Ⅱ.①王… ②李… Ⅲ.①近视 – 防治 –少儿读物 Ⅳ.①R778.1-49

中国版本图书馆 CIP 数据核字（2021）第 028633 号

| | | |
|---|---|---|
| **人卫智网** | **www.ipmph.com** | 医学教育、学术、考试、健康，购书智慧智能综合服务平台 |
| **人卫官网** | **www.pmph.com** | 人卫官方资讯发布平台 |

小学生防控近视手册
Xiaoxuesheng Fangkong Jinshi Shouce

主　　编：王宁利　李仕明
出版发行：人民卫生出版社（中继线 010-59780011）
地　　址：北京市朝阳区潘家园南里 19 号
邮　　编：100021
E - mail：pmph @ pmph.com
购书热线：010-59787592　010-59787584　010-65264830
印　　刷：三河市宏达印刷有限公司
经　　销：新华书店
开　　本：889 × 1194　1/32　印张：1.75
字　　数：32 千字
版　　次：2021 年 2 月第 1 版
印　　次：2025 年 2 月第 7 次印刷
标准书号：ISBN 978-7-117-31250-9
定　　价：18.00 元

打击盗版举报电话：**010-59787491**　　**E-mail：WQ @ pmph.com**
质量问题联系电话：**010-59787234**　　**E-mail：zhiliang @ pmph.com**

06栏